L'avenir du traitement du cancer ?

La vitamine B17 et la recherche d'un remède

Hans C. Bayer

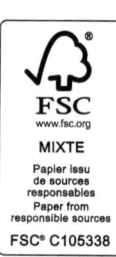

© 2023, Hans C. Bayer

Tous droits réservés

Édition : BoD - Books on Demand, info@bod.fr

Impression : BoD – Books on Demand,

In de Tarpen 42, Norderstedt (Allemagne)

Impression à la demande

ISBN : 978-2-3224-0854-2

Dépôt légal : Juillet 2023

Introduction

En achetant ce livre, vous accepter entièrement cette clause de non-responsabilité.

Aucun conseil

Le livre contient des informations. Les informations ne sont pas des conseils et ne devraient pas être traités comme tels.

Si vous pensez que vous souffrez de n'importe quel problème médical vous devriez demander un avis médical. Vous ne devriez jamais tarder à demander un avis médical, ne pas tenir compte d'avis médicaux, ou arrêter un traitement médical à cause des informations de ce livre.

Pas de représentations ou de garanties

Dans la mesure maximale permise par la loi applicable et sous réserve de l'article ci-dessous, nous avons enlevé toutes représentations, entreprises et garanties en relation avec ce livre.

Sans préjudice de la généralité du paragraphe précédent, nous ne nous engageons pas et nous ne garantissons pas :

• Que l'information du livre est correcte, précise, complète ou non-trompeuse ;

• Que l'utilisation des conseils du livre mènera à un résultat quelconque.

Limitations et exclusions de responsabilité

Les limitations et exclusions de responsabilité exposés dans cette section et autre part dans cette clause de non-responsabilité : sont soumis à l'article 6 ci-dessous ; et de gouverner tous les passifs découlant de cette clause ou en relation avec le livre, notamment des responsabilités découlant du contrat, en responsabilités civiles (y compris la négligence) et en cas de violation d'une obligation légale.

Nous ne serons pas responsables envers vous de toute perte découlant d'un événement ou d'événements hors de notre contrôle raisonnable.

Nous ne serons pas responsables envers vous de toutes pertes d'argent, y compris, sans limitation de perte ou de dommages de profits, de revenus, d'utilisation, de production, d'économies prévues, d'affaires, de contrats, d'opportunités commerciales ou de bonne volonté.

Nous ne serons responsables d'aucune perte ou de corruption de données, de base de données ou de logiciel.

Nous ne serons responsables d'aucune perte spéciale, indirecte ou conséquente ou de dommages.

Exceptions

Rien dans cette clause de non-responsabilité doit : limiter ou exclure notre responsabilité pour la mort ou des blessures résultant de la négligence ; limiter ou exclure notre responsabilité pour fraude ou représentations frauduleuses ; limiter l'un de nos passifs d'une façon qui ne soit pas autorisée par la loi applicable ; ou d'exclure l'un de nos passifs, qui ne peuvent être exclus en vertu du droit applicable.

Dissociabilité

Si une section de cette cause de non-responsabilité est déclarée comme étant illégal ou inacceptable par un tribunal ou autre autorité compétente, les autres sections de cette clause demeureront en vigueur.

Si tout contenu illégal et / ou inapplicable serait licite ou exécutoire si une partie d'entre elles seraient supprimées, cette partie sera réputée à être supprimée et le reste de la section restera en vigueur.

Préface 13

Introduction 17

   1.1 Introduction 17

   1.2 Définition de la vitamine B17 19

   1.3 Histoire et contexte de l'utilisation des noyaux d'abricot à des fins médicinales 22

   1.4 Cancer : une introduction de base 24

   1.5 Le débat sur la vitamine B17 et les noyaux d'abricot 27

Chapitre 2 : La théorie derrière la vitamine B17 32

   2.1 Introduction au chapitre 32

   2.2 Qu'est-ce que l'amygdaline ? 36

   2.3 Qu'est-ce que le laetrile ? 39

   2.4 La théorie des enzymes 42

   2.5 Le rôle de l'alimentation 48

Chapitre 3 : Preuves de l'efficacité de la vitamine B17 55

3.1 Un aperçu de la recherche sur la vitamine B17 55

3.2 Études de cas et rapports anecdotiques 57

3.3 Études de laboratoire et expérimentation animale 60

3.4 Évaluation critique des preuves 64

3.5 Résumé et perspectives pour la recherche future 72

Chapitre 4 : Controverse autour de la vitamine B17 76

4.1 Critique de l'efficacité de la vitamine B17 et des noyaux d'abricot 76

4.2 Discussion des effets secondaires possibles de la vitamine B17 78

4.3 Résumé et perspectives pour la recherche future 81

Chapitre 5 : L'industrie des noyaux d'abricot et l'influence politique sur la vitamine B17 85

5.1 La commercialisation de la vitamine B17 et des noyaux d'abricot comme traitement du cancer 85

5.2 Lobbying et influence politique en ce qui concerne la vitamine B17 87

5.3 Éthique et transparence dans la commercialisation de la vitamine B17 90

5.4 Impact sur la distribution et l'accès à la vitamine B17 93

Chapitre 6 : Traitements alternatifs du cancer 96

6.1 Principes des traitements alternatifs du cancer 96

6.2 Évaluation scientifique des traitements alternatifs du cancer 98

6.3 Médecine à base de plantes et naturopathie 99

6.4 Thérapie nutritionnelle en cas de cancer 101

6.5 Autres approches alternatives pour le traitement du cancer 105

6.6 Comparaison des méthodes de traitement conventionnelles et des approches alternatives 107

6.7 Conclusion et perspectives 110

Épilogue 114

Préface

Chers lecteurs, chères lectrices,

Ce livre, qui traite du monde des traitements alternatifs contre le cancer comme les noyaux d'abricot et la vitamine B17, me procure un grand plaisir à le partager avec vous. Pour moi, il ne s'agit pas seulement d'un sujet qui m'intéresse, mais plutôt de quelque chose qui me tient à cœur - surtout parce que j'ai personnellement affronté les difficultés qu'implique un diagnostic de cancer. Mon propre parcours de guérison m'a ouvert les yeux sur le monde des traitements alternatifs, c'est pourquoi j'ai consacré tant de temps à explorer les nombreux avantages qu'ils apportent.

Sur la base de recherches approfondies et de sources soigneusement sélectionnées, je tiens à préciser que ce livre n'est pas un avis médical, car je ne suis pas médecin ou expert médical. Il est important de souligner qu'il est essentiel pour toute personne envisageant un traitement contre le cancer de consulter un médecin qualifié et d'obtenir des conseils complets.

La controverse sur l'efficacité de la vitamine B17 (laetrile/amygdaline) dans le traitement du cancer persiste encore aujourd'hui, ce qui explique qu'elle n'ait pas été autorisée dans plusieurs pays en raison de sa toxicité potentielle et de l'insuffisance des preuves scientifiques. L'objectif de ce livre est de fournir une présentation complète du débat et d'exposer toutes les perspectives sans parti pris. Il est important de comprendre qu'il existe des opinions contradictoires et que le discours controversé persiste.

Lors de la préparation de ce livre, ma première priorité a été de rester impartial et objectif. Je souhaite vous fournir une mine de connaissances pour que vous puissiez finalement arriver à vos propres conclusions. N'oubliez pas qu'il est essentiel d'examiner de nombreuses sources et perspectives avant de prendre une décision finale.

Mon objectif est de proposer dans ce livre une analyse approfondie sur la vitamine B17, les traitements alternatifs contre le cancer et les noyaux d'abricot. J'espère qu'après l'avoir lu, vous disposerez des connaissances et de la compréhension nécessaires pour prendre des décisions éclairées. Veuillez toutefois noter que ce livre ne contient pas de procédures de traitement ou de plans d'action spécifiques.

Ce livre est un effort collectif et je tiens à remercier toutes les personnes qui l'ont rendu possible. Une mention spéciale doit être faite aux experts, aux chercheurs et aux médecins dont la contribution a été mise en évidence dans les pages de ce livre. Je souhaite sincèrement que ce livre se révèle être une ressource enrichissante pour vous et qu'il vous aide à élargir vos connaissances sur le cancer et ses possibilités de traitement.

Tout au long de votre parcours, je vous souhaite beaucoup de courage et d'optimisme. De par sa gravité, le cancer a le potentiel d'être combattu avec un soutien, des connaissances et des soins médicaux appropriés, ce qui peut conduire à des étapes progressives vers un mode de vie plus sain.

Cordialement,

Hans C. Bayer

Introduction

1.1 Introduction

La recherche d'un traitement efficace et bien toléré du cancer est une priorité absolue pour les médecins, les scientifiques et les patients du monde entier, et les approches conventionnelles et alternatives sont discutées. Le rôle de la vitamine B17 et des noyaux d'abricot dans le traitement du cancer est un sujet controversé et pourtant fascinant qui est examiné dans ce livre. La quête d'une guérison qui sauve des vies tout en maintenant une qualité de vie élevée pour les patients est essentielle et fait donc l'objet d'une analyse détaillée et passionnée dans le domaine de la santé.

Au fil des années, différentes théories ont vu le jour, certaines étant plus généralement acceptées que d'autres. Une méthode controversée qui a retenu l'attention est l'utilisation de la vitamine B17, également appelée amygdaline ou laetrile, extraite des noyaux d'abricot. Les partisans ont affirmé son efficacité, tandis que les critiques ont exprimé des inquiétudes quant à sa sécurité et à son efficacité.

Notre objectif en écrivant ce livre est de nous pencher sur ce sujet complexe et souvent passionnel. En examinant en profondeur les recherches actuelles sur le lien entre la vitamine B17 et le traitement du cancer, nous espérons pouvoir présenter une évaluation juste et complète. Dans le cadre de notre analyse, nous examinerons à la fois les points de vue de ceux qui sont favorables à la vitamine B17 et de ceux qui expriment des doutes à ce sujet. En faisant preuve de curiosité scientifique et d'une réflexion réfléchie, nous souhaitons permettre à nos lecteurs de comprendre en profondeur cette question importante.

1.2 Définition de la vitamine B17

Plongeons dans les bases pour comprendre ce sujet. Qu'est-ce qu'une vitamine exactement ? Il s'agit généralement d'un composé organique dont notre corps n'a besoin qu'à l'état de traces pour maintenir ses fonctions normales et son bien-être général. Les vitamines jouent un rôle important dans de nombreuses fonctions biologiques telles que le métabolisme, la fonction nerveuse, la croissance et le développement. Comme notre corps n'est pas en mesure de produire lui-même suffisamment de vitamines, nous devons les obtenir par le biais de l'alimentation.

Voici le marché : la vitamine B17 est différente. Contrairement aux vitamines habituelles, la vitamine B17 est en fait de l'amygdaline. Ce composé chimique se trouve principalement dans les noyaux de certains fruits, comme les abricots. Elle contient une combinaison d'une molécule de sucre, d'une molécule de benzaldéhyde et de deux molécules de cyanure. Ce que nous appelons donc la vitamine B17 n'est en réalité pas du tout une vitamine.

L'amygdaline est devenue un sujet de discussion en raison de l'existence du cyanure. Le cyanure est une toxine puissante qui entrave la respiration cellulaire, un processus vital pour chaque cellule de notre corps. En quantités excessives, le cyanure peut s'avérer mortel. Les partisans de la vitamine B17 affirment toutefois que l'amygdaline a le potentiel d'être un outil précieux dans la lutte contre le cancer.

Ernst T. Krebs Jr, un biochimiste américain, a étroitement lié l'émergence de l'amygdaline en tant que médicament anticancéreux potentiel aux chroniques de la vitamine B17. Dans les années 1950, Krebs a lancé des études sur l'amygdaline en tant qu'option pour le traitement du cancer, qui ont été largement reconnues. Afin de faire connaître la substance et de favoriser sa diffusion, Krebs a créé le terme "vitamine B17". Il a fait valoir que l'augmentation de l'incidence du cancer était liée à une carence en vitamine B17 dans l'alimentation moderne.

Bien que l'amygdaline soit appelée vitamine B17, il est important de souligner qu'elle n'est reconnue comme vitamine par aucune autorité ou organisation sanitaire agréée. Il n'y a pas de preuves solides que l'amygdaline est nécessaire aux fonctions normales de l'organisme.

1.3 Histoire et contexte de l'utilisation des noyaux d'abricot à des fins médicinales

Reconnaître que les plantes et les fruits ont des propriétés curatives est un concept ancien et complexe qui existe depuis des siècles. Cette idée a été utilisée par différentes civilisations qui ont instinctivement reconnu le potentiel des substances naturelles dans le traitement des maladies. Les prétendus bienfaits des noyaux d'abricot sur la santé ont été utilisés dans de nombreuses cultures, des anciennes pratiques thérapeutiques chinoises aux remèdes naturels utilisés par les Amérindiens.

L'hypothèse selon laquelle les noyaux d'abricot ont des effets anticancéreux est d'origine récente et remonte aux résultats de recherches menées au 20e siècle, principalement par Ernst T. Krebs Jr. et son père Ernst T. Krebs Sr. Selon leurs recherches, l'amygdaline, la substance chimique contenue dans les noyaux d'abricot, a été présentée comme un traitement efficace contre le cancer.

Malgré les controverses dans certains milieux, la notion de vitamine B17 s'est imposée depuis les recherches de la famille Cancer. Les partisans indiquent que l'amygdaline est un traitement efficace et organique contre le cancer. Les opposants à cette idée avancent toutefois le manque de preuves scientifiques à l'appui de ces affirmations et la possibilité d'un cyanoempoisonnement. Au fil des années, les deux groupes ont débattu et discuté de la validité de la vitamine B17.

Le débat sur le traitement du cancer, qui fait intervenir plusieurs opinions et théories, met en évidence la complexité et les défis émotionnels. Afin d'approfondir ce sujet, ce livre examine en profondeur les opportunités et les obstacles liés à l'utilisation de la vitamine B17 dans le traitement du cancer.

1.4 Cancer : une introduction de base

Avant d'aborder les controverses sur la vitamine B17, il est important de comprendre le cancer. La multiplication et la division des cellules sont typiques de cette catégorie de maladies appelées cancer.

Le cycle cellulaire est une partie naturelle du corps humain dans laquelle les cellules sont régulées pour croître et se diviser à des intervalles spécifiques. Ce processus est contrôlé par une minuterie interne que chaque cellule connaît ; elle décide quand elle doit se diviser et quand elle doit mourir. Le cancer met cependant ces mécanismes hors service. La division incontrôlée et la non-terminaison des cellules entraînent la formation de tumeurs et la prolifération des tissus.

Le cancer de la peau, le cancer du sein, le cancer de la prostate, le cancer du poumon et le cancer colorectal font partie des cancers les plus fréquents. Chaque type de cancer présente des symptômes et des possibilités de traitement différents en fonction des cellules touchées.

En quête de nouvelles approches et de nouveaux médicaments, les médecins et les chercheurs explorent en permanence de nouvelles méthodes de traitement du cancer. Pour éliminer les cellules cancéreuses, il est possible de recourir à des traitements traditionnels tels que la chirurgie pour enlever les tumeurs, la chimiothérapie pour détruire les cellules cancéreuses et la radiothérapie avec des rayons à haute énergie. Ces thérapies ont toutefois des effets secondaires et ne sont pas toujours totalement efficaces.

1.5 Le débat sur la vitamine B17 et les noyaux d'abricot

Depuis les années 1950, les avis divergent sur le potentiel d'une substance particulière contenue dans les noyaux d'abricot pour le traitement du cancer. Certains partisans de la vitamine B17 vantent les mérites de l'amygdaline qui, selon eux, peut attaquer et éliminer les cellules cancéreuses tout en laissant les cellules saines intactes. Selon ce camp, l'amygdaline est une "vitamine" essentielle qui fait défaut à beaucoup d'entre nous dans notre alimentation, et une augmentation de notre apport pourrait éventuellement réduire le risque de cancer. Entre-temps, des critiques ont dénoncé l'utilisation des noyaux d'abricot comme une approche non prouvée et potentiellement risquée pour le traitement du cancer.

Cependant, certains critiques ne sont pas convaincus de l'efficacité de la vitamine B17 dans le traitement du cancer en raison du manque de données scientifiques concrètes. Leur principale préoccupation est le fait que l'amygdaline contient du cyanure, qui peut être mortel s'il est consommé en grande quantité. La consommation de vitamine B17 comme remède contre le cancer peut amener les patients à renoncer à des traitements anticancéreux éprouvés et à opter pour une approche risquée et non testée.

Nous allons examiner plus en détail les deux côtés du débat dans les chapitres à venir. Analyser scientifiquement l'effet de l'amygdaline sur les cellules cancéreuses, en tenant compte de tous les risques et effets secondaires possibles. N'oubliez pas d'examiner également les aspects sociopolitiques de cette controverse.

Le but de ce livre est de dépasser vos attentes et d'atteindre les objectifs que vous vous êtes fixés. Son but est d'offrir une perspective unique sur le sujet et de fournir des aperçus et des connaissances que l'on ne trouve pas ailleurs. Grâce à l'utilisation d'un langage innovant et à une présentation non conventionnelle, ce livre captivera ses lecteurs et les tiendra en haleine. Nous espérons qu'il inspirera et motivera les gens à prendre des mesures et à apporter des changements positifs dans leur vie. Dans l'ensemble, ce livre vise à offrir une expérience de lecture exceptionnelle et à dépasser toutes les attentes.

L'utilisation des noyaux d'abricot et de la vitamine B17 pour le traitement du cancer est un sujet complexe et controversé qui a des implications médicales, éthiques et sociales. Compte tenu de la large opposition de la communauté médicale à ces thérapies alternatives, la question se pose de savoir comment nous pouvons naviguer sur ce terrain qui divise. En outre, il est important de permettre aux patients de prendre des décisions éclairées concernant leur santé à une époque où les informations à la fois fiables et non fiables sont disponibles en abondance. Quelle est donc la meilleure façon d'aborder ce problème polarisant ?

Afin de mettre en lumière les aspects scientifiques du débat controversé sur la vitamine B17, nous souhaitons offrir aux lecteurs une présentation complète et équilibrée dans cet ouvrage. Notre objectif est d'examiner non seulement les dimensions scientifiques, mais aussi les dimensions sociales, culturelles et politiques qui contribuent à façonner ce sujet.

Dans un monde où l'information sur la santé est abondante, nous nous efforçons de fournir une ressource fiable et complète, basée sur la recherche scientifique. De cette manière, nous souhaitons informer les lecteurs sur ce sujet important et complexe et leur permettre de prendre des décisions éclairées concernant leur propre santé.

Soyons clairs : nous n'avons pas l'intention de remplacer les conseils médicaux, même si nous nous efforçons de fournir les informations les plus récentes et les plus précises. Si vous ou l'un de vos proches êtes touché par le cancer, il est recommandé de consulter un médecin compétent ou un autre professionnel de la santé afin de déterminer la meilleure approche pour votre situation individuelle.

Chapitre 2 : La théorie derrière la vitamine B17

2.1 Introduction au chapitre

Passons au deuxième chapitre, dans lequel nous abordons le cœur du sujet : La vitamine B17. Nous avons commencé notre exploration dans le premier chapitre par un aperçu de l'utilisation historique, de la définition et de l'origine des noyaux d'abricot en tant que médicaments. Dans ce chapitre, nous nous concentrerons toutefois sur la théorie entourant la vitamine B17. Avant de commencer notre expédition, il est important de comprendre les deux concepts importants qui sont souvent associés à la vitamine B17 - l'amygdaline et le laetrile.

Les composés chimiques ayant les mêmes propriétés de vitamine B17 sont l'amygdaline et le laetrile et sont souvent utilisés comme synonymes. Des aliments comme les abricots, les fruits à noyau et d'autres peuvent contenir les deux composés, mais ce sont généralement les noyaux qui en contiennent. Un grand nombre d'aliments contiennent également de faibles traces de ces substances. Ces composés ont récemment attiré davantage l'attention, car ils sont censés aider à lutter contre le cancer et peuvent servir de thérapie alternative.

Selon la "théorie des enzymes", on attribue aux noyaux d'abricot, à l'amygdaline et au laetrile la capacité de lutter contre le cancer. Cette théorie part du principe que ces composés disposent d'enzymes uniques capables d'attaquer de manière ciblée les cellules malignes et d'épargner les cellules saines.

Avant d'aborder ce sujet en détail, il convient de souligner que l'idée, défendue avec véhémence par certains de ses partisans, n'est pas généralement acceptée par les professionnels de la santé. L'efficacité de la vitamine B17, du laetrile et de l'amygdaline dans le traitement du cancer est vivement contestée et suscite souvent des débats controversés, comme nous l'expliquerons en détail dans ce manuscrit.

Plutôt que de s'attarder sur les aspects controversés, nous souhaitons présenter dans cette section les principes et idées de base qui préconisent l'utilisation de la vitamine B17 ainsi que des composés apparentés comme traitement viable du cancer. Notre première tâche consistera à clarifier ce que sont l'amygdaline et le laetrile, d'où ils proviennent et quel est leur mécanisme d'action. Ensuite, nous nous pencherons sur la théorie des enzymes et examinerons comment cette notion fournit la base de l'hypothèse selon laquelle les noyaux d'abricot et leurs composants chimiques sont prometteurs dans la lutte contre le cancer.

En nous appuyant sur notre discussion des preuves scientifiques pour et contre l'efficacité de la vitamine B17, de l'amygdaline et du laetrile en tant que traitement du cancer, ainsi que sur les aspects sociaux, politiques et économiques qui y sont liés, nous acquerrons des connaissances qui nous permettront de mieux comprendre les chapitres avancés.

2.2 Qu'est-ce que l'amygdaline ?

Les amandes ont donné naissance au mot grec "amygdale", qui est aujourd'hui associé à un composé chimique naturel appelé amygdaline. Ce composé est présent dans les noyaux de différents fruits à noyau et est la clé de la compréhension de la théorie de la vitamine B17.

Le cyanure est un poison puissant et dangereux qui peut être libéré par le processus de dégradation de l'amygdaline. L'amygdaline, composée de deux unités de sucre et d'un groupe cyanogène, est dégradée en présence d'une enzyme spécifique appelée bêta-glucosidase pour déclencher cette libération. La structure chimique de l'amygdaline permet l'activation de ce groupe dans certaines conditions.

Le cyanure, qui peut tuer les cellules, est libéré lorsque la bêta-glucosidase dégrade l'amygdaline. Certains chercheurs considèrent que l'amygdaline, qui a le potentiel de tuer les cellules cancéreuses, est l'une des raisons pour lesquelles la bêta-glucosidase est fréquemment présente dans de nombreuses plantes et dans l'intestin humain.

Il est essentiel de mettre l'accent sur le groupe cyanogène stable et non toxique présent dans l'amygdaline naturelle. Il est toutefois important de noter que ce groupe devient toxique lorsqu'il est dégradé par la bêta-glucosidase. Dans l'ensemble, les aliments contenant de l'amygdaline ne présentent aucun risque pour la consommation, à condition qu'ils ne soient pas consommés en excès ou en association avec certaines substances qui favorisent la libération de cyanure.

Les noyaux de différents fruits contiennent, à des concentrations variables, de l'amygdaline, un composé hydrosoluble sans goût ni odeur prononcés. Les noyaux d'abricot sont particulièrement riches en ce nutriment, raison pour laquelle ils sont souvent considérés comme les meilleurs fournisseurs de vitamine B17.

Il existe différentes formes d'amygdaline, par exemple l'amygdaline libre et l'amygdaline liée. L'amygdaline libre peut être absorbée directement par l'organisme, tandis que l'amygdaline liée doit subir certains processus, tels que la cuisson ou la digestion, pour être transformée en forme d'amygdaline libre. Il est important de garder à l'esprit que les deux formes sont présentes.

Les propriétés anticancéreuses potentielles de l'amygdaline, un composé complexe et fascinant, font l'objet de recherches et de discussions intensives. Dans les prochaines sections, nous nous pencherons sur les mécanismes spécifiques qui, selon certains chercheurs, pourraient permettre à l'amygdaline d'agir efficacement contre le cancer. En outre, nous étudions le laetrile, un composé apparenté souvent considéré comme une version plus puissante et plus concentrée de la vitamine B17.

2.3 Qu'est-ce que le laetrile ?

Au cœur du débat sur la vitamine B17 et son potentiel dans le traitement du cancer se trouve le laetrile, un composé dérivé de l'amygdaline et développé dans les années 50 par le Dr Ernst T. Krebs Jr. Le laetrile est un dérivé semi-synthétique qui agit fortement contre le cancer ' pensent que l'amygdaline et le laetrile sont efficaces dans la lutte contre le cancer.

Le nom laetrile vient de "amande" et de "rotation à gauche", car il est obtenu à partir d'amandes, connues pour contenir une forte proportion d'amygdaline et pour présenter un arrangement atomique prononcé.

Le laetrile est composé de deux unités de sucre et d'un groupe cyanogène qui peut libérer du cyanure dans certaines conditions. Il est souvent considéré comme une version plus efficace de la vitamine B17, avec une structure chimique comme l'amygdaline, mais avec ses particularités uniques. La libération de cyanure peut également être déclenchée par l'amygdaline, un composé parallèle au laetrile.

Bien que le laetrile soit synthétisé à partir de l'amygdaline, il est souvent administré dans un état modifié qui peut libérer plus de cyanure que le composé original. Pour cette raison, le laetrile est perçu par certaines personnes comme une forme plus puissante de vitamine B17, mais cette croyance n'est pas généralement acceptée et suscite un débat.

Le laetrile et l'amygdaline sont tous deux naturellement présents dans les noyaux de différents fruits à noyau, mais la manière dont ils sont traités et utilisés diffère. En outre, leur dégradation dans l'organisme est différente.

Le laetrile, un composé semi-synthétique, n'existe pas dans la nature comme l'amygdaline et une modification chimique en laboratoire est donc nécessaire. Pour produire du laetrile, il faut extraire l'amygdaline de sources naturelles.

Le laetrile est un composé chimique aux profils multiples et à la réputation controversée, qui marche sur les traces de l'amygdaline. Bien que certaines personnes affirment qu'il a le potentiel d'agir comme un traitement contre le cancer, cet argument ne fait pas l'unanimité et est rejeté par de nombreux membres du monde médical. Dans les sections suivantes, nous examinerons les idées et les affirmations qui soutiennent l'utilisation du laetrile dans le traitement du cancer.

2.4 La théorie des enzymes

La "théorie des enzymes" est une hypothèse fascinante que nous continuerons à explorer après avoir étudié l'amygdaline et le laetrile. Cette théorie porte sur les propriétés anticancéreuses potentielles de ces substances. Avant de nous y intéresser, nous devons acquérir une compréhension générale de la manière dont le cancer se développe et se propage dans le corps.

En raison de modifications génétiques qui entraînent une croissance et une division incontrôlables des cellules, le cancer se développe lorsque l'ADN des cellules du corps est endommagé. Cette croissance aléatoire permet aux cellules cancéreuses d'envahir les tissus sains et de les endommager, ce qui entraîne de nombreux problèmes de santé.

Grâce à des enzymes spécifiques, l'amygdaline et le laetrile peuvent tuer les cellules cancéreuses sans endommager les cellules saines, comme le suggère la théorie des enzymes. Cette théorie repose sur le principe selon lequel certaines enzymes, principalement la bêta-glucosidase, sont présentes en plus grande quantité dans les cellules cancéreuses que dans les cellules saines.

La bêta-glucosidase est une enzyme clé qui libère du cyanure lors de la dégradation de l'amygdaline et du laetrile. Selon la théorie des enzymes, les cellules cancéreuses présentent des quantités nettement plus élevées de cette enzyme que les cellules saines. Par conséquent, l'amygdaline ou le laetrile seraient probablement plus dégradés dans les cellules cancéreuses lorsqu'ils pénètrent dans l'organisme, les quantités plus élevées de bêta-glucosidase entraînant une libération locale de cyanure dans les cellules cancéreuses. Le résultat ? En premier lieu, il s'agit de la mort des cellules cancéreuses, car celles-ci devraient rester largement intactes en raison des niveaux plus faibles de bêta-glucosidase dans les cellules saines.

La communauté médicale ne peut pas s'accorder complètement sur la théorie des enzymes, car il ne s'agit que d'une hypothèse. Les scientifiques pensent qu'elle est basée sur des hypothèses qui nécessitent des preuves scientifiques supplémentaires.

Les niveaux de bêta-glucosidase dans les cellules saines et cancéreuses n'ont pas apporté de preuve concluante que les cellules cancéreuses présentent naturellement des niveaux plus élevés de cette enzyme. Cependant, même si une libération sélective de cyanure était possible, une telle pratique poserait sans aucun doute des problèmes de sécurité. La libération de cyanure dans l'organisme, même si elle est principalement dirigée contre les cellules cancéreuses, présente un potentiel de complications graves pour la santé si elle n'est pas atténuée de manière appropriée, principalement en raison de la nature toxique du cyanure.

On pense que les partisans de la théorie des enzymes qui, malgré les critiques, défendent la vitamine B17, l'amygdaline et le laetrile, apportent une contribution précieuse à la lutte contre le cancer. Les traitements traditionnels du cancer tels que la chimiothérapie et la radiothérapie sont considérés par beaucoup comme ayant des effets secondaires indésirables et une efficacité limitée, ce qui conduit à la recherche de méthodes alternatives de traitement et de prévention du cancer.

Les avantages potentiels de l'amygdaline et du laetrile ont été négligés, mais la théorie des enzymes offre une alternative intéressante. Ces idées ne font pas l'unanimité, certains suggérant que l'institution médicale et l'industrie pharmaceutique ignorent délibérément leurs avantages potentiels. Cependant, ces affirmations sont contestées par beaucoup qui les considèrent comme des théories du complot.

On ne soulignera jamais assez la plausibilité de la théorie des enzymes pour expliquer les propriétés anticancéreuses de l'amygdaline et du laetrile. Cependant, il existe peu de preuves scientifiques de l'efficacité de ces substances. Bien que certaines études in vitro aient montré des résultats prometteurs dans la lutte contre les cellules cancéreuses, les résultats des études sur l'homme ne sont pas clairs.

À première vue, la théorie des enzymes constitue une méthode fascinante, bien que controversée, de lutte contre le cancer. Bien que ce point de vue mérite d'être examiné, il est important de confirmer un soutien scientifique concret avant de le considérer comme un fait. Alors que nous nous plongerons plus profondément dans les chapitres suivants, nous examinerons les preuves et les controverses actuelles autour des vitamines B17, de l'amygdaline et du laetrile.

2.5 Le rôle de l'alimentation

On pense que la vitamine B17 est prometteuse dans la lutte contre le cancer, et bien que l'alimentation joue un rôle essentiel, elle n'est qu'une partie de l'équation. La santé générale et la prévention des maladies sont également des aspects importants de l'alimentation. C'est pourquoi un plan d'alimentation équilibré peut largement contribuer à réduire le risque de plusieurs types de cancer, et l'inverse est également vrai pour une alimentation malsaine. Dans ce contexte, on peut conclure avec certitude que la vitamine B17 joue peut-être un rôle essentiel dans le traitement du cancer.

Pour inclure suffisamment de vitamine B17 dans votre alimentation, il est important de tenir compte de son origine. Alors que les noyaux d'abricot sont la source la plus connue d'amygdaline, qui produit la vitamine B17, celle-ci est également présente en abondance dans des aliments tels que les noyaux de pomme, les noyaux de cerise, les amandes et les noyaux de pêche. C'est pourquoi de nombreux défenseurs de la vitamine B17 recommandent une alimentation riche en ce type d'aliments afin de garantir un taux optimal d'amygdaline.

L'efficacité de la vitamine B17 dans la lutte contre les cellules cancéreuses peut être influencée par l'alimentation. On pense que certains compléments alimentaires et aliments pourraient modifier l'absorption et le métabolisme du laetrile et de l'amygdaline par l'organisme, ce qui pourrait à son tour augmenter ou diminuer son potentiel en tant qu'agent anticancéreux.

Le pouvoir de la vitamine B17 pour combattre les cellules cancéreuses pourrait éventuellement être renforcé à l'aide de certaines enzymes et de certains nutriments. La rhodanèse, présente dans différentes sources alimentaires telles que les légumes et la viande, pourrait réduire la toxicité du cyanure libéré par la dégradation du laetrile et de l'amygdaline. Sur la base de ces résultats, une augmentation du taux de vitamine B17 pourrait éventuellement endommager les cellules cancéreuses sans nuire aux cellules saines.

L'inclusion de la vitamine C dans le régime alimentaire pourrait renforcer la capacité de l'organisme à absorber et à profiter des avantages de la vitamine B17. On pense que la vitamine C combat et annule l'effet des radicaux libres qui peuvent se former lors de la métabolisation de l'amygdaline et du laetrile.

Il est urgent de souligner que la recherche scientifique n'a pas encore suffisamment validé ces théories. En outre, la sécurité de l'utilisation de compléments alimentaires comme moyen d'améliorer l'absorption et l'action de la vitamine B17 suscite également des inquiétudes. La prise de quantités accrues de vitamine B17 peut comporter des risques et, dans certains cas, lorsqu'elle est associée à certains compléments alimentaires, elle peut provoquer des effets secondaires graves tels qu'une intoxication au cyanure.

La consommation de noyaux d'abricots et d'autres sources d'amygdaline et de laetrile ne doit pas remplacer l'importance d'une alimentation variée. La clé d'une bonne santé est de maintenir l'équilibre et de ne pas trop compter sur certains aliments ou compléments alimentaires. L'inclusion de fruits et de légumes en abondance dans votre alimentation est la clé pour réduire le risque de cancer. Il est également important de faire attention aux autres nutriments et aliments essentiels lorsque vous consommez ces graines et sources.

Une teneur élevée en substances nocives telles que les pesticides et les additifs artificiels dans notre alimentation peut représenter un risque pour notre santé et provoquer, par exemple, un cancer. Il est donc important de choisir des aliments biologiques, lorsqu'ils sont disponibles, et d'éviter les aliments susceptibles de contenir de telles substances. La qualité des aliments est un facteur essentiel à prendre en compte pour rester en bonne santé.

L'utilisation de la vitamine B17 peut être influencée par notre alimentation et est donc un facteur important à prendre en compte. Un apport suffisant en amygdaline et en laetrile peut être obtenu par une alimentation équilibrée riche en fruits et légumes. Cette consommation peut renforcer l'effet anticancéreux potentiel. Il est toutefois essentiel de garantir la sécurité et la qualité de ces aliments et de les consommer d'une manière qui favorise la santé générale et le bien-être. Il est également important de demander l'avis d'un professionnel de la santé avant de modifier son alimentation, en particulier si l'on envisage de prendre des compléments alimentaires pour augmenter l'absorption et l'effet de la vitamine B17.

Le chapitre suivant sera consacré aux preuves de l'efficacité de la vitamine B17. Découvrez des études de cas de personnes qui affirment que la vitamine B17 les a guéries, ainsi que des conclusions d'études en laboratoire et sur des animaux qui prouvent son effet sur les cellules cancéreuses.

Chapitre 3 : Preuves de l'efficacité de la vitamine B17

3.1 Un aperçu de la recherche sur la vitamine B17

Le sujet de la vitamine B17 est tout à fait controversé dans les milieux scientifiques et médicaux. Elle n'est pas reconnue comme le nom officiel d'un nutriment, mais elle est utilisée pour décrire un composé naturel que l'on trouve dans certains aliments comme les noyaux d'abricot. Les partisans affirment que ce composé appelé amygdaline ou laetrile est capable de détruire les cellules cancéreuses sans endommager les cellules saines. Mais qu'en pense la communauté scientifique ?

Des expériences visant à étudier l'influence possible de la vitamine B17 sur le cancer ont été menées en grand nombre au cours des dernières décennies. Alors que certaines études, pour la plupart limitées aux laboratoires in vitro ou aux animaux, ont montré que l'amygdaline pouvait inhiber la propagation des cellules cancéreuses, d'autres ont découvert que de grandes quantités d'amygdaline pouvaient être nocives ou n'avoir aucun effet significatif.

Si vous examinez les études menées en laboratoire ou sur des animaux, vous devez garder à l'esprit que leurs résultats peuvent ne pas être applicables aux humains. Faites attention aux biais possibles de ces études, car certaines peuvent avoir été financées par des individus ou des groupes qui ont un intérêt légitime à démontrer que la vitamine B17 est un remède contre le cancer.

La validité et la fiabilité des résultats sont influencées par la qualité des études. Certaines études doivent être prises en considération, dans lesquelles des méthodes considérées comme moins fiables ont été utilisées ou dont la taille de l'échantillon était faible.

Il reste de nombreuses questions en suspens concernant le rôle de la vitamine B17 dans le traitement du cancer, mais malgré des recherches approfondies, les résultats sont mitigés.

3.2 Études de cas et rapports anecdotiques

Dans les pages suivantes, nous nous concentrons sur des témoignages personnels et des études de cas dans lesquels des personnes réelles affirment avoir ressenti des bénéfices tangibles pour leur santé, y compris une rémission du cancer, après avoir intégré la vitamine B17 dans leur alimentation. Il est important de noter que ces récits offrent une perspective individuelle et ne constituent pas nécessairement des preuves scientifiques concluantes de l'efficacité de la vitamine B17. Néanmoins, ils soulèvent des questions intéressantes et nécessitent des recherches supplémentaires. Pour des raisons de protection des données, nous avons rendu les noms anonymes.

Parlons de M. Miller, un homme d'âge moyen à qui l'on a diagnostiqué un cancer de l'intestin, qui était déjà assez avancé. Malgré les essais de thérapies conventionnelles, cela n'a pas fonctionné, il a donc commencé à changer ses habitudes alimentaires à la place et à prendre un supplément de vitamine B17 en mangeant des noyaux d'abricot. Après plusieurs mois de cette approche, M. Miller s'est senti plus fort et ses marqueurs tumoraux ont diminué.

Mme Smith, une femme d'une cinquantaine d'années atteinte d'un cancer du sein, a inclus la vitamine B17 dans son plan de traitement, en plus de la chimiothérapie et de la radiothérapie. De manière remarquable, cette approche unique s'est avérée extrêmement efficace pour elle. Mme Smith a fait état d'une augmentation de son niveau d'énergie et d'une amélioration générale de ses symptômes.

Permettez-moi de vous parler de M. Schneider, un jeune homme robuste qui a malheureusement été diagnostiqué avec une leucémie. S'écartant des traitements standard, M. Schneider a opté pour des remèdes alternatifs, dont la prise de vitamine B17. Et voilà qu'après quelques mois seulement de cette cure, il ressentait déjà une nette amélioration de son état.

Des histoires touchantes et impressionnantes, mais qui ne suffisent pas à prouver l'efficacité de la vitamine B17. Il ne s'agit que d'expériences personnelles qui pourraient être influencées par différents facteurs ayant conduit aux améliorations mentionnées.

3.3 Études de laboratoire et expérimentation animale

Après avoir passé en revue les études de cas et les preuves anecdotiques, nous allons nous concentrer sur les études de laboratoire et les rapports sur les animaux. Dans cette section, nous pouvons nous pencher sur l'état actuel de la recherche concernant l'influence de la vitamine B17 sur les cellules cancéreuses.

La recherche sur l'efficacité potentielle de la vitamine B17, qui combat le cancer, nécessite des étapes importantes, notamment la réalisation d'études en laboratoire et sur des animaux. Ces études fournissent aux scientifiques un environnement contrôlé pour analyser et évaluer les effets de la vitamine B17 sur les cellules cancéreuses.

La culture de lignées de cellules cancéreuses isolées dans un laboratoire est un moyen de réaliser des études en laboratoire, dans lesquelles les cellules sont souvent traitées avec différentes concentrations de vitamine B17 afin d'observer une réaction. L'analyse de la croissance cellulaire, de l'expression des gènes, du contenu en protéines et le fait de savoir si les cellules sont mortes sont des paramètres que les chercheurs évaluent. De telles études peuvent fournir des informations précieuses sur l'efficacité de la vitamine B17 contre les cellules cancéreuses.

Des études en laboratoire ont fait état d'une inhibition de la croissance des cellules cancéreuses et d'un déclenchement de la mort cellulaire en utilisant la vitamine B17. Une étude publiée en 2018 dans la revue Nutrition and Cancer a examiné les effets de l'amygdaline sur les cellules cancéreuses du sein. Il s'est avéré que la croissance des cellules cancéreuses était inhibée et que l'apoptose était initiée. Ces résultats prometteurs indiquent que la vitamine B17 pourrait avoir des propriétés cancérogènes.

Les effets de la vitamine B17 sur le cancer dans un organisme vivant sont observés par le biais d'études animales, au cours desquelles des souris ou des rats sont infectés par des cellules cancéreuses et se voient administrer de la vitamine B17 afin de surveiller les effets sur la croissance de la tumeur. Cette approche fournit des informations précieuses sur la sécurité et l'efficacité de la vitamine B17.

En 2019, Cancer Science a publié une étude animale qui a examiné comment le laetrile affecte le cancer du poumon chez la souris. De manière intéressante, les résultats ont montré que le laetrile freinait la progression des cellules cancéreuses du poumon et augmentait le taux de survie des sujets. Ces découvertes ouvrent de nouveaux potentiels pour l'action thérapeutique de la vitamine B17 contre le cancer.

Malgré les résultats encourageants des études en laboratoire et sur les animaux, des études cliniques sur l'homme sont indispensables pour confirmer l'efficacité et la sécurité de la vitamine B17. Il convient de noter que le comportement des cellules cancéreuses varie entre l'homme, l'animal et le laboratoire.

En tenant compte des critiques concernant l'efficacité et les effets secondaires possibles, le chapitre suivant est consacré à la discussion des controverses autour de la vitamine B17.

3.4 Évaluation critique des preuves

Lors de la détermination de l'efficacité de la vitamine B17, il est primordial d'examiner les preuves disponibles. Pour parvenir à des estimations valables, il est nécessaire d'évaluer soigneusement la fiabilité et la qualité des recherches effectuées. Cette section présente une évaluation critique des recherches menées.

La diversité des études et des travaux de recherche réalisés fait de l'évaluation des preuves de la vitamine B17 un petit défi. Les avis et arguments divergent quant aux résultats positifs et négatifs qu'ils reflètent. Bien que certains arguments insistent sur le fait que les études disponibles présentent la vitamine B17 comme efficace dans le traitement du cancer, les sceptiques remettent en question la qualité et la méthodologie de réalisation de ces études.

Pour réaliser une évaluation approfondie, il faut tenir compte de la conception de l'étude, de la taille de l'échantillon, des facteurs pertinents et des méthodes. Une analyse critique nous permet d'évaluer la validité des études et de mettre en évidence d'éventuelles forces ou faiblesses.

La fiabilité des résultats des études est essentielle, ce qui soulève la question de la reproductibilité. Les résultats de la recherche doivent être confirmés par différents scientifiques afin de démontrer leur exactitude. En l'absence d'autres études fournissant des résultats similaires, la fiabilité des études menées une seule fois est plutôt limitée.

Pour réduire les préjugés, il est important de prendre en compte les intérêts financiers de ceux qui financent la recherche. Il a été démontré que les études financées par des individus ou des groupes ayant un intérêt justifié à défendre la vitamine B17 peuvent être moins fiables. Pour éviter tout parti pris, il est nécessaire que la recherche soit autogérée et libre de toute implication financière.

Nous devons tenir compte du fait que les différents types de cancer et le niveau de vitamine B17 influencent les résultats. Chaque type de cancer a ses propres caractéristiques uniques et peut réagir différemment aux traitements. Il est donc important de prendre en compte les différents types de cancer et d'utiliser des doses spécifiques de vitamine B17 dans les études afin d'obtenir des résultats significatifs.

Lors de l'évaluation des preuves, il est essentiel de prendre en compte les risques et effets secondaires potentiels. La vitamine B17 est bien tolérée par la plupart des gens, mais des réactions indésirables telles que des vomissements, des nausées et des réactions allergiques se sont produites. La formation de cyanure par l'amygdaline constitue un risque potentiel. Il est essentiel de procéder à une évaluation approfondie et de peser les risques et les effets secondaires possibles.

Pour tirer des conclusions fondées, il est important d'évaluer l'efficacité de la vitamine B17. Cela implique d'examiner la fiabilité et la qualité des recherches menées. Néanmoins, il est important de reconnaître qu'il existe des divergences dans les études actuelles et que des incertitudes persistent. Tout bien considéré, une évaluation approfondie des preuves disponibles est essentielle.

Lorsqu'il s'agit d'évaluer les preuves, les essais contrôlés randomisés (ECR) sont d'une quantité limitée, mais d'une importance cruciale en termes de qualité. Les chercheurs médicaux considèrent que les ECR sont les meilleurs lorsqu'il s'agit de fournir les informations les plus fiables. L'affectation aléatoire des participants à différents groupes de traitement permet de minimiser les résultats biaisés. Néanmoins, le nombre d'ECR menés sur la vitamine B17 reste faible.

L'inhibition de la croissance des cellules cancéreuses et la promotion de la régression de la tumeur sont quelques-uns des résultats positifs que la vitamine B17 a démontrés dans différentes études. Une étude randomisée menée sur des patients atteints d'un cancer du poumon avancé a révélé qu'un traitement combiné de vitamine B17 et de chimiothérapie conventionnelle améliorait plus efficacement la survie des patients que la chimiothérapie seule. Ces résultats indiquent l'efficacité potentielle de la vitamine B17 dans le traitement du cancer.

De nombreuses études n'ont pas pu démontrer les avantages de la vitamine B17. Dans une méta-analyse, les chercheurs n'ont pas trouvé de preuves suffisantes pour préconiser la vitamine B17 comme traitement contre le cancer. Ces scientifiques ont découvert plusieurs problèmes dans les recherches précédentes, comme la petite taille des échantillons ou l'insuffisance des groupes de contrôle.

De nombreuses études ont été menées avec différents dosages et formes de vitamine B17, mais il est important de noter qu'elles ont abouti à des résultats différents. Dans certaines études, le laetrile était administré par voie intraveineuse, tandis que d'autres étaient basées sur des noyaux d'abricot ou des extraits de noyaux d'abricot, ce qui rendait difficile leur harmonisation et leur évaluation.

En tenant compte de l'individualité du patient, il est important de reconnaître que chaque personne a une composition génétique propre et distinctive. En outre, les gens réagissent différemment aux différents traitements, ce qui pourrait expliquer pourquoi certaines personnes perçoivent des avantages de la vitamine B17, alors que d'autres ne constatent aucune amélioration notable.

Pour obtenir des données plus fiables, nous devons examiner de près les preuves disponibles de l'efficacité de la vitamine B17 et réaliser des études supplémentaires de premier ordre. Des résultats plus fiables peuvent être garantis en évaluant la qualité des études, en tenant compte des éventuels préjugés et en mettant en œuvre des tests contrôlés randomisés. En bref, un examen critique de l'efficacité de la vitamine B17 nécessite une approche de recherche approfondie.

3.5 Résumé et perspectives pour la recherche future

Dans le résumé de ce chapitre, nous souhaitons résumer les principales conclusions des études antérieures sur la vitamine B17. Sur la base de ce que nous savons, nous pouvons affirmer sans crainte que les avis sont partagés et non concluants quant à savoir si la vitamine B17 peut être efficace dans le traitement du cancer.

En démontrant qu'elle inhibe la croissance des cellules cancéreuses et qu'elle provoque la mort des cellules cancéreuses, des études en laboratoire et sur des animaux ont fourni des preuves prometteuses pour la vitamine B17.

Des études de cas et des témoignages individuels de personnes affirmant avoir été guéries du cancer par la prise de vitamine B17 apportent une preuve supplémentaire de son efficacité potentielle. Toutefois, ces témoignages étant basés sur des expériences personnelles, ils doivent être traités avec réserve et ne peuvent être considérés comme des preuves scientifiques.

Les preuves disponibles concernant la vitamine B17 sont mitigées : certaines études se vantent de résultats positifs, tandis que d'autres ne parviennent pas à démontrer d'avantages significatifs. La précision de ces études pourrait être faussée par des facteurs tels que des groupes de contrôle insuffisants ou des échantillons de test réduits, ce qui entraînerait une avalanche de rapports de recherche. Il est donc essentiel de continuer à investir dans des études de recherche de premier ordre afin d'obtenir une compréhension plus complète de l'efficacité de la vitamine B17.

Les chercheurs ont des attentes positives quant à l'utilisation future de la vitamine B17 dans le traitement du cancer. Il est toutefois impératif que les études cliniques à venir respectent des protocoles scientifiques stricts afin de pouvoir mesurer efficacement leurs effets. Pour obtenir des résultats concluants, ces études doivent tenir compte des différents types de cancer, de plusieurs doses de vitamine B17 et des effets à long terme. En outre, des études plus complètes devraient être menées sur la sécurité et les effets nocifs hypothétiques de la vitamine B17.

Pour pouvoir évaluer équitablement la vitamine B17 en tant que traitement contre le cancer, nous devons donner la priorité à la transparence et à l'indépendance dans la recherche. Cela implique de divulguer les sources de financement afin d'éviter les conflits d'intérêts. En examinant attentivement toutes les preuves disponibles et en maintenant les recherches scientifiques en cours, nous pouvons parvenir à une conclusion fondée sur l'efficacité de la vitamine B17.

La guérison potentielle du cancer par la vitamine B17 sera examinée dans les chapitres à venir, y compris des discussions sur sa controverse, ses effets secondaires potentiels et l'implication de l'industrie alimentaire dans sa commercialisation. Nous nous pencherons également sur les méthodes alternatives de traitement du cancer et donnerons un aperçu de l'avenir de la vitamine B17 en tant que percée dans le traitement du cancer.

Chapitre 4 : Controverse autour de la vitamine B17

Dans ce chapitre, nous allons nous pencher sur la controverse soulevée par les critiques concernant l'efficacité et la sécurité de la vitamine B17. Nous analyserons différents aspects et examinerons les arguments tant des partisans que des détracteurs.

4.1 Critique de l'efficacité de la vitamine B17 et des noyaux d'abricot

Dans ce sous-chapitre, nous allons nous pencher sur la controverse concernant l'efficacité de la vitamine B17 et des noyaux d'abricot. Les critiques affirment qu'il existe des preuves scientifiques limitées de l'efficacité de ces substances dans le traitement du cancer. Ils affirment que de nombreuses études existantes présentent des lacunes méthodologiques, telles qu'une petite taille d'échantillon ou l'absence de groupe de contrôle.

Un autre argument des critiques concerne les résultats contradictoires des études existantes. Alors que certaines études montrent des effets positifs de la vitamine B17 et des noyaux d'abricot sur le traitement du cancer, d'autres études ne constatent aucun avantage significatif. Cela suggère que des recherches supplémentaires sont nécessaires pour clarifier l'efficacité et l'efficience de ces substances.

Un troisième argument des critiques concerne le manque de réplication et d'indépendance des études existantes. Ils affirment que de nombreuses études n'ont pas été répliquées ou qu'elles pourraient être influencées par des conflits d'intérêts. Pour pouvoir procéder à une évaluation fiable de l'efficacité, il est important que les études soient menées indépendamment les unes des autres et que les résultats soient répliqués par d'autres chercheurs.

4.2 Discussion des effets secondaires possibles de la vitamine B17

Dans ce sous-chapitre, nous allons discuter des effets secondaires possibles de la vitamine B17. Certaines recherches ont mis en évidence des effets nocifs potentiels de la vitamine B17, notamment sa toxicité.

L'un des principaux aspects de la discussion concerne les effets toxicologiques potentiels de la vitamine B17. Il est rappelé que la vitamine B17 contient de l'amygdaline qui, dans certaines conditions, peut être transformée en cyanure dans l'organisme. Des doses élevées de vitamine B17 pourraient donc entraîner un empoisonnement potentiel au cyanure, qui pourrait être dangereux pour la santé. Il est important de prendre soigneusement en considération le dosage et l'utilisation de la vitamine B17 afin de minimiser les risques potentiels.

Outre la toxicité, il existe d'autres effets secondaires possibles qui sont discutés en rapport avec l'utilisation de la vitamine B17. Il s'agit notamment de troubles gastro-intestinaux tels que des nausées, des vomissements, des troubles gastro-intestinaux et des diarrhées chez certaines personnes. En outre, il existe des indications selon lesquelles la vitamine B17 peut interagir avec certains médicaments. Il est recommandé de consulter un médecin avant de prendre de la vitamine B17, surtout si vous prenez d'autres médicaments. Ceci est important pour éviter d'éventuelles interactions et pour garantir la sécurité du traitement.

En outre, il existe des indications selon lesquelles la vitamine B17 peut influencer la coagulation du sang. Chez les personnes souffrant déjà de troubles hémorragiques ou prenant des médicaments fluidifiant le sang, l'utilisation de la vitamine B17 peut entraîner des risques accrus d'hémorragie. Il est donc important de demander un avis médical afin d'identifier les risques éventuels et de les traiter de manière appropriée.

Il est crucial de souligner que les effets secondaires potentiels de la vitamine B17 mentionnés ci-dessus ne se produisent pas chez toutes les personnes et que la tolérance individuelle peut varier. Il est néanmoins important d'être conscient des risques potentiels et d'envisager l'utilisation de la vitamine B17 sous surveillance médicale.

4.3 Résumé et perspectives pour la recherche future

Dans cette section, nous allons résumer les principales conclusions de la controverse sur la vitamine B17 et donner un aperçu de la recherche future dans ce domaine.

En résumé, l'efficacité de la vitamine B17 et des noyaux d'abricot dans le traitement du cancer continue de faire l'objet de controverses. Les critiques soulignent les lacunes méthodologiques des études existantes et insistent sur la nécessité de poursuivre les recherches indépendantes afin de pouvoir tirer des conclusions fondées.

Les effets secondaires potentiels de la vitamine B17, notamment sa toxicité et la possibilité d'interactions avec d'autres médicaments, doivent également être pris en compte. Il est important de procéder à une évaluation individuelle des risques et des bénéfices en tenant compte de l'état de santé et des besoins personnels de chaque individu.

Pour l'avenir, des recherches plus approfondies sont nécessaires afin de mieux comprendre l'efficacité et la sécurité de la vitamine B17 et des noyaux d'abricot. Des études bien planifiées, randomisées et contrôlées par placebo, avec des échantillons de taille suffisante, sont essentielles pour obtenir des résultats significatifs.

En outre, des études supplémentaires devraient être menées sur le dosage optimal, l'utilisation à long terme et l'identification des sous-groupes de patients susceptibles de répondre le mieux au traitement par la vitamine B17.

En conclusion, il est important que les patients et les professionnels de la santé prennent des décisions éclairées sur l'utilisation de la vitamine B17. Une discussion ouverte et transparente sur les avantages et les inconvénients, les risques et les résultats actuels de la recherche est essentielle pour prendre une décision éclairée.

Dans le chapitre suivant, nous nous pencherons sur l'industrie des noyaux d'abricot et examinerons son rôle en ce qui concerne la vitamine B17 et les noyaux d'abricot en tant que traitement potentiel du cancer. Nous nous pencherons sur la commercialisation de la vitamine B17 et des noyaux d'abricot en tant que remèdes et discuterons de l'influence du lobbying et des pressions politiques sur la diffusion et l'accès à ces substances.

Chapitre 5 : L'industrie des noyaux d'abricot et l'influence politique sur la vitamine B17

Ce chapitre controversé traite de la sécurité et de l'efficacité de la vitamine B17, un sujet qui a suscité un débat parmi les critiques. Les arguments des partisans et des détracteurs sont pris en compte dans l'analyse des différents aspects.

5.1 La commercialisation de la vitamine B17 et des noyaux d'abricot comme traitement du cancer

L'efficacité de la vitamine B17 et des noyaux d'abricot dans le traitement du cancer est un sujet très controversé. Certains sceptiques estiment qu'il n'y a pas assez de preuves scientifiques pour soutenir les affirmations concernant leur efficacité. Ils affirment que les études menées jusqu'à présent ont leurs propres problèmes, comme la taille insuffisante des échantillons et l'absence de groupe de contrôle.

Les études existantes sur la vitamine B17 et les noyaux d'abricot sont un sujet controversé, les critiques faisant remarquer l'incohérence des résultats. Alors que certaines études vantent les mérites de ces substances dans la lutte contre le cancer, d'autres ne montrent aucun effet significatif. De toute évidence, des études supplémentaires sont nécessaires pour déterminer l'efficacité et l'efficience réelles de ces traitements.

En raison de l'absence fréquente et de l'impartialité douteuse, la troisième critique des détracteurs tourne autour du manque de cohérence et d'expériences uniques dans les études précédentes. Certains affirment que certaines études n'ont jamais été reproduites ou qu'elles ont peut-être été influencées par une intention. Pour pouvoir mesurer correctement les progrès, il est essentiel que les expériences soient menées de manière indépendante et vérifiées ultérieurement par d'autres chercheurs.

5.2 Lobbying et influence politique en ce qui concerne la vitamine B17

Dans cette section, nous nous penchons sur les risques potentiels liés à la prise de vitamine B17. Selon certaines études, il existe des preuves de toxicité et d'autres effets nocifs associés à ce complément alimentaire.

Les propriétés potentiellement nocives de la vitamine B17 sont au cœur de la discussion. En effet, la vitamine B17 est composée d'amygdaline qui, dans certaines conditions physiques, peut être transformée en cyanure. Par conséquent, des quantités élevées de vitamine B17 peuvent entraîner une intoxication au cyanure, ce qui peut être extrêmement dommageable pour le bien-être de l'individu. Il est important de réfléchir à la quantité et au moment de la prise de vitamine B17 afin de limiter autant que possible les effets indésirables.

Lors de l'utilisation de la vitamine B17, le discours sur les effets secondaires possibles va au-delà de la simple toxicité. Des cas de troubles gastro-intestinaux tels que des nausées, des vomissements, des troubles gastro-intestinaux et des diarrhées ont été signalés. Il a également été observé que la vitamine B17 peut interférer avec l'action de certains médicaments. Il est conseillé de demander l'avis d'un médecin avant de prendre de la vitamine B17, surtout si d'autres médicaments sont pris. Cela permet d'exclure toute interférence et de garantir la sécurité du traitement.

Parmi les avantages de la vitamine B17 figure sa capacité à influencer la coagulation du sang, mais cette propriété pourrait également représenter un danger pour les personnes souffrant déjà de troubles de la coagulation ou prenant actuellement des médicaments pour fluidifier le sang. Pour prévenir le risque accru de saignement, il est fortement recommandé de consulter un médecin afin d'identifier les dangers potentiels et de prendre les contre-mesures appropriées.

Envisagez de prendre de la vitamine B17 sous contrôle médical. Il est important de garder à l'esprit que les effets secondaires potentiels mentionnés ne concernent pas tout le monde, car la tolérance individuelle peut varier. Il vaut toutefois la peine de garder à l'esprit les risques potentiels.

5.3 Éthique et transparence dans la commercialisation de la vitamine B17

Dans cette section, les résultats de la controverse sur la vitamine B17 sont exposés et les perspectives de recherche futures sont clarifiées.

Les avantages potentiels de la vitamine B17 et des noyaux d'abricot dans le traitement du cancer font l'objet d'une controverse. Les études existantes ont été critiquées pour leur méthodologie défectueuse, ce qui a conduit les sceptiques à réclamer des recherches supplémentaires indépendantes pour déterminer définitivement leur efficacité.

Lors de l'évaluation des effets secondaires possibles de la vitamine B17, il convient de procéder à une pesée individuelle des bénéfices et des risques. Cela inclut la possibilité d'interactions médicamenteuses et de toxicité. L'état de santé et les besoins personnels de chaque individu doivent être pris en compte avant de prendre une décision.

Des recherches supplémentaires sont nécessaires pour développer une compréhension plus complète de l'efficacité et de la sécurité potentielles de la vitamine

B17 et des noyaux d'abricot. Pour obtenir des résultats significatifs, il est important de réaliser des études randomisées et contrôlées par placebo, menées par des professionnels et portant sur de grands groupes.

Le dosage optimal, l'utilisation à long terme et l'identification des sous-groupes de patients qui répondent le mieux au traitement à la vitamine B17 sont des domaines qui nécessitent des recherches supplémentaires.

Il est essentiel de prendre une décision éclairée sur l'utilisation de la vitamine B17. Tant les professionnels de la santé que les patients doivent mener un débat approfondi pour peser les avantages et les inconvénients, ainsi que les dangers potentiels et les résultats des recherches, avant de parvenir à une conclusion. En fin de compte, la transparence et l'ouverture sont les clés d'une décision éclairée.

Dans le contexte du traitement du cancer, le prochain chapitre analysera le rôle de l'industrie des noyaux d'abricot et de la vitamine B17. Nous examinerons à la loupe des médicaments tels que les noyaux d'abricot et la vitamine B17 en nous penchant sur leur commercialisation et en étudiant l'influence du lobbying et de la politique sur la diffusion et l'accessibilité de ces substances.

5.4 Impact sur la distribution et l'accès à la vitamine B17

Ce sous-chapitre examine l'influence du marketing et de la politique sur l'accessibilité de la vitamine B17 et des noyaux d'abricot et s'interroge sur l'impact que ces facteurs pourraient avoir sur la vente et l'administration de médicaments anticancéreux alternatifs et de compléments alimentaires. On s'attend à ce que l'on examine comment ces forces extérieures peuvent influencer la distribution des produits à base de vitamine B17 et limiter leur accessibilité.

Les malades du cancer peuvent développer de faux espoirs et suivre des méthodes de traitement alternatives sans évaluer correctement l'efficacité ou la sécurité de la commercialisation de la vitamine B17. Cela peut entraîner le rejet ou le report de traitements médicaux classiques éprouvés. Afin de pouvoir prendre des décisions éclairées sur le traitement, les professionnels de la santé doivent fournir des informations complètes aux patients atteints de cancer.

Le marché de la vitamine B17 peut être influencé par des forces politiques qui peuvent avoir une incidence sur la disponibilité de ces substances. Les consommateurs peuvent rencontrer des obstacles à l'accès aux noyaux d'abricot ou à cette vitamine en raison de restrictions ou d'interdictions de vente imposées par certains pays ou autorités. En l'absence de règles claires, il peut également être risqué d'acheter des produits non testés ou dangereux sur le marché.

La complexité de la distribution et de l'accessibilité de la vitamine B17 entraîne à la fois des résultats positifs et négatifs. L'amélioration de l'accessibilité des traitements alternatifs présente certains avantages, mais il existe un risque que les individus reçoivent des produits trompeurs ou dangereux.

Chapitre 6 : Traitements alternatifs du cancer

Dans ce chapitre, nous nous pencherons sur les approches alternatives du traitement du cancer et analyserons leur efficacité par rapport aux méthodes de traitement conventionnelles. Nous examinerons différentes thérapies alternatives et leurs bases scientifiques afin de donner aux lecteurs un aperçu complet de ce sujet.

6.1 Principes des traitements alternatifs du cancer

Dans ce segment, nous souhaitons présenter les idées et les normes fondamentales des thérapies non conventionnelles contre le cancer. Ces approches sont typiquement basées sur une compréhension globale du bien-être et de la maladie, l'objectif principal étant de renforcer la capacité de récupération du corps. Différents remèdes non conventionnels sont mis en lumière, notamment les biomédicaments, les traitements nutritionnels, l'acupuncture, la naturopathie et l'homéopathie.

Différentes thérapies alternatives peuvent être combinées afin de répondre aux besoins individuels des patients. Il est important de comprendre que les approches alternatives ne doivent pas se substituer aux traitements médicaux conventionnels, mais les compléter. Nous insisterons sur l'importance d'une stratégie de traitement globale comprenant plusieurs thérapies alternatives.

6.2 Évaluation scientifique des traitements alternatifs du cancer

Ce chapitre se concentre sur les traitements alternatifs du cancer et plus particulièrement sur leur évaluation scientifique. Il convient de mentionner que certaines thérapies sont basées sur des observations empiriques et des connaissances traditionnelles et ne correspondent souvent pas aux normes de la médecine conventionnelle. Néanmoins, nous présentons plusieurs résultats de recherche et études sur l'efficacité des thérapies alternatives dans le traitement du cancer.

La tâche d'évaluer scientifiquement les traitements alternatifs du cancer est loin d'être simple en raison d'un certain nombre de facteurs à prendre en compte. Les groupes de patients sont très différents, tout comme les approches thérapeutiques utilisées, et la complexité de la réalisation d'essais contrôlés randomisés constitue un défi supplémentaire. Pour tirer des conclusions pertinentes, il est essentiel de mener une recherche de très haut niveau.

6.3 Médecine à base de plantes et naturopathie

Cette section se concentre sur le traitement alternatif du cancer, qui comprend la phytothérapie et la médecine naturelle. Nous examinerons l'utilisation de plantes médicinales et d'extraits d'herbes pour soutenir le traitement du cancer. La discussion portera sur différentes espèces de plantes et leurs principes actifs potentiels utilisés dans ce type de thérapie.

Possible

Nous étudions l'influence des remèdes naturels sur les cellules cancéreuses et nous nous intéressons aux études scientifiques qui examinent les effets des plantes médicinales et des extraits d'herbes. La recherche in vitro et in vivo révèle les mécanismes d'action potentiels et les avantages thérapeutiques de l'utilisation des thérapies à base de plantes.

Dans le traitement alternatif du cancer, on utilise souvent des plantes médicinales bien connues comme le curcuma, le thé vert, le ginseng et le chardon-marie. Leur potentiel dans le traitement du cancer réside dans leurs substances actives importantes comme la curcumine, les catéchines, les ginsénosides ou la silymarine. Des études ont montré que ces composés naturels peuvent inhiber la croissance des cellules cancéreuses, déclencher l'apoptose et renforcer le système immunitaire.

Pour étudier pleinement la sécurité et l'efficacité des remèdes à base de plantes dans le traitement du cancer, il est essentiel de poursuivre les recherches, même si leurs inconvénients sont reconnus. Il est important de comprendre que ces remèdes ne doivent pas être considérés comme le seul remède contre le cancer, mais comme une thérapie complémentaire à la médecine traditionnelle. Une étroite collaboration avec les professionnels de la santé est essentielle pour aborder les éventuels conflits liés à la drogue et pour garantir des soins complets.

6.4 Thérapie nutritionnelle en cas de cancer

Alors que nous abordons ce sous-chapitre, nous souhaitons souligner comment la thérapie nutritionnelle aide à traiter le cancer.

L'un des principaux avantages d'une alimentation saine est qu'elle aide le corps à faire face aux effets secondaires du traitement du cancer. Ce chapitre contient une discussion approfondie sur la nutrithérapie et souligne l'importance d'une alimentation équilibrée qui répond aux besoins nutritionnels de l'organisme. En outre, le maintien de l'hydratation est un aspect crucial de la thérapie nutritionnelle, et l'adaptation de l'alimentation aux besoins du patient est tout aussi importante.

Les légumes à feuilles vertes, les noix et les baies possèdent tous des propriétés antioxydantes qui peuvent réduire activement les dommages cellulaires causés par les radicaux libres. Pour promouvoir la santé intestinale et favoriser la digestion, il est important de consommer des aliments riches en fibres. Pour la réparation et la croissance des tissus pendant le traitement, il est important de consommer des aliments riches en protéines. En outre, la présentation de certains aliments et nutriments qui pourraient contribuer au traitement du cancer est également présentée.

Certaines stratégies alimentaires qui pourraient être proposées pour certains types de cancer ou de traitements sont à l'étude. Un régime anti-inflammatoire peut s'avérer utile pour certains types de cancer, tandis qu'un régime personnalisé peut aider à gérer les effets secondaires tels que la perte d'appétit, le manque de goût ou les nausées.

En outre, les compléments alimentaires et leur fonction éventuelle dans le traitement du cancer sont abordés. De nombreux compléments alimentaires sont disponibles et commercialisés comme étant utiles dans le traitement du cancer. Les types courants, y compris les probiotiques, la vitamine D, les acides gras oméga-3 et les antioxydants, sont évalués et leurs risques et avantages potentiels sont expliqués.

La thérapie nutritionnelle dans le traitement du cancer dépend de l'individualisation. En fonction de facteurs tels que le stade de la maladie, le plan de traitement, le type de cancer et les préférences individuelles, les besoins nutritionnels peuvent varier considérablement. Afin de garantir un soutien nutritionnel optimal et de prévenir les carences, il est indispensable de travailler en étroite collaboration avec un nutritionniste ou un diététicien.

6.5 Autres approches alternatives pour le traitement du cancer

Dans ce sous-chapitre, l'accent est mis sur les mesures alternatives qui gagnent rapidement en importance dans le traitement du cancer. Le yoga, l'homéopathie, l'acupuncture ainsi que les techniques de relaxation et de méditation sont abordés. Les principes de base et les avantages potentiels de ces méthodes sont expliqués et un aperçu des recherches menées sur leur effet sur la gestion du stress, la réduction de la douleur, le bien-être émotionnel et la qualité de vie des patients cancéreux est donné.

En tant que partie intégrante d'un plan de traitement global, les patients et leurs familles devraient envisager des approches alternatives. Il est néanmoins important de noter que ces approches ne doivent pas être considérées comme des remèdes anticancéreux à part entière, mais plutôt comme des thérapies complémentaires au traitement médical conventionnel. L'implication de l'équipe médicale est essentielle lors de l'examen des approches alternatives.

Les besoins individuels sont déterminants pour le succès du traitement des patients cancéreux par des thérapies alternatives. C'est pourquoi ce chapitre examine les bases scientifiques, les avantages, les limites et les risques de ces approches alternatives. Il est toutefois important de noter que les thérapies alternatives ne doivent pas remplacer les traitements médicaux classiques, mais plutôt les compléter. Une étroite collaboration avec les professionnels de la santé contribue largement à garantir le plan de traitement le plus complet possible pour les patients atteints de cancer.

6.6 Comparaison des méthodes de traitement conventionnelles et des approches alternatives

Dans ce sous-chapitre, examinons de plus près la comparaison entre les traitements conventionnels et les traitements alternatifs du cancer. Nous examinerons les avantages et les inconvénients de chaque traitement et évaluerons le soutien scientifique en faveur de leur sécurité et de leur efficacité.

Penchons-nous maintenant sur quelques-uns des traitements traditionnels du cancer, notamment la radiothérapie, la chimiothérapie et la chirurgie. L'étude de leur taux de réussite, de leurs effets secondaires potentiels et de leur fonctionnement sera l'une de nos priorités. Afin de rendre nos sujets plus actuels, nous présenterons également les développements actuels de la recherche sur le cancer, tels que les thérapies ciblées et les immunothérapies modernes.

Dans les sous-sections précédentes, nous avons discuté de différentes approches alternatives pour le traitement du cancer. Après une analyse minutieuse, nous comparons à présent ces alternatives aux méthodes traditionnelles de traitement du cancer. Notre examen comprend des considérations sur les preuves scientifiques et des comparaisons d'études évaluant l'efficacité des options de traitement tant conventionnelles qu'alternatives.

La combinaison d'approches conventionnelles et alternatives dans une stratégie de traitement intégrative permet d'assurer un traitement optimal du patient. Il convient toutefois de noter que toutes les approches alternatives ne sont pas scientifiquement fondées ou aussi efficaces que les méthodes conventionnelles. En tenant compte des besoins individuels et des circonstances du patient, il est essentiel de peser le pour et le contre.

Afin de garantir le meilleur traitement possible aux patients, il est essentiel que les professionnels de la santé travaillent en étroite collaboration avec les patients et leurs familles, en tenant compte de leurs besoins physiques, émotionnels et psychosociaux. Pour y parvenir, il est essentiel de mettre l'accent sur une prise en charge globale.

6.7 Conclusion et perspectives

Dans le dernier sous-chapitre de notre livre, nous jetons un regard sur l'avenir du traitement du cancer par la vitamine B17 et d'autres méthodes non conventionnelles. Nous nous concentrerons sur les principales conclusions que nous avons tirées du livre et sur la mise en évidence des doutes et des limites de nos connaissances actuelles.

Il convient de souligner l'étude scientifique des traitements alternatifs du cancer, tels que la vitamine B17, en termes d'efficacité. Afin de confirmer ou d'infirmer ces approches, il est nécessaire de mener davantage d'études de qualité, car il est important de garantir leur sécurité et leur efficacité.

Adopter une vision holistique, s'appuyer sur des connaissances scientifiques solides et remettre en question les méthodes de traitement alternatives sont des moyens importants de prendre des décisions éclairées sur le traitement du cancer. Une communication ouverte avec les professionnels de la santé est également essentielle. Ces recommandations donnent la priorité à l'évaluation critique des informations disponibles et permettent aux lecteurs de prendre le contrôle de leurs propres décisions en matière de traitement.

Nous soulignerons l'importance de la santé physique, émotionnelle et psychosociale et discuterons des soins de soutien aux patients atteints de cancer. Nous aborderons également l'importance des soins personnels, de la gestion du stress et de l'exercice physique en tant que soutien global à la santé pendant le traitement et la guérison.

Il sera souligné que la recherche sur le cancer est en constante évolution et que de nouvelles options thérapeutiques et de nouvelles connaissances seront peut-être disponibles à l'avenir. En nous tournant vers l'avenir, nous discuterons des développements imminents dans le traitement du cancer et soulignerons l'importance des progrès de la recherche génétique, de la médecine personnalisée et de l'immunothérapie.

Ce livre fournit des informations complètes sur la vitamine B17, les noyaux d'abricot et les approches alternatives au traitement du cancer. Les lecteurs peuvent prendre des décisions éclairées sur les traitements et acquérir une compréhension de base des problèmes complexes liés au cancer et des thérapies alternatives. Il est important de souligner que ce livre a pour but d'informer.

Pour un traitement personnalisé, il est important de consulter des professionnels de la santé qualifiés, car ce livre n'est pas destiné à guider ces décisions. N'oubliez pas que ce guide ne remplace pas l'avis d'un médecin. Assurez-vous de consulter correctement en fonction de votre pathologie individuelle.

L'objectif de ce livre est d'élargir les connaissances des lecteurs sur le traitement du cancer tout en leur offrant une étude approfondie de la vitamine B17, des noyaux d'abricot et d'autres traitements alternatifs. En fin de compte, nous voulons donner aux lecteurs les outils dont ils ont besoin pour prendre des décisions éclairées concernant leur santé.

Épilogue

Chers lecteurs, chères lectrices,

Au moment de conclure ce livre sur les approches alternatives du traitement du cancer et les noyaux d'abricot, je suis heureux de vous exprimer à tous ma plus profonde gratitude. Je suis reconnaissant d'avoir eu l'occasion de partager avec vous ce travail complet et instructif. Mon objectif était de vous donner une compréhension globale sur ce sujet et de vous aider à comprendre les aspects complexes du traitement du cancer.

Pendant que nous travaillions sur ce livre, nous avons étudié en profondeur les avantages potentiels des noyaux d'abricot et de la vitamine B17 pour le traitement du cancer. Notre enquête a consisté à explorer la riche histoire et le contexte de ces méthodes, à analyser les preuves existantes et les controverses liées à leur utilisation, et à examiner les différentes théories derrière la vitamine B17. En outre, nous avons comparé les traitements alternatifs du cancer avec les approches conventionnelles plus répandues.

Une évaluation et des conseils personnalisés par des professionnels de la santé qualifiés sont essentiels pour ceux qui sont confrontés à un diagnostic de cancer. Il convient donc de souligner que ce livre ne remplace pas l'avis d'un médecin. En tant que source d'informations et guide, il peut aider les individus dans leur prise de décision et leur recherche personnelle.

Votre parcours individuel vers la guérison est la chose la plus importante lorsque vous choisissez une approche pour le traitement du cancer. En élargissant vos connaissances grâce à ce livre, j'espère que vous trouverez des méthodes alternatives qui vous conviendront. N'oubliez pas qu'il est important de rester informé pour garder le contrôle de votre santé.

Pour conclure, je tiens à exprimer mes remerciements les plus sincères à chacun d'entre vous. Votre intérêt pour ce livre signifie beaucoup pour moi et j'espère sincèrement qu'il vous a permis de voir les choses sous un angle nouveau. Ce livre n'aurait pas été possible sans les connaissances, l'intellect et les recherches de nombreux scientifiques, chercheurs et experts. Ils ont mon estime infinie.

Je vous souhaite de tout cœur le meilleur sur le chemin de votre rétablissement personnel et de la préservation de votre santé. Puissiez-vous être plein de courage, d'optimisme et de résilience pour affronter les obstacles et profiter d'une vie pleine de bien-être.

Meilleures salutations,

Hans C. Bayer